Geschichten, die die Pflege schreibt

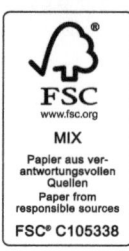

Impressum

Bibliografische Information der Deutschen Nationalbibliothek: Die
Deutsche Nationalbibliothek verzeichnet diese Publikation in der
Deutschen Nationalbibliografie; detaillierte bibliografische Daten sind
im Internet über dnb.dnb.de abrufbar.

© 2020 Veronika Thiel
Herstellung und Verlag: BoD – Books on Demand, Norderstedt
ISBN: 978-3-7526-2517-2

Corona und seine Geschichten hinter den Kulissen

- Wie erleben Pfleger die Quarantäne im Heim
- Corona und die Geschichten dahinter
- Der soziale Tod
- Maskenball im Pflegeheim
- Wir sind keine Helden

Das perfekte Team

Der letzte Moment

Wenn der Bestatter zweimal klingelt

Schwer, schwerer, Pflege

Pfleger sind auch nur Menschen

Wenn ein Mensch lange Zeit lebt

Eingesperrt und doch frei

Geister der Vergangenheit

Der neue Alltag

Einführung

So unendlich wie Wasser die Flüsse herunterfließt, so unendlich sind die Geschichten in der Pflege. Situationen, Momente, Leben und Sterben, Freundschaften und langgehegte Feindschaften. Jeder Mensch mit seinem eigenen Wesen und Charakter verändert den Alltag.

Das Corona Virus beschäftigt nicht nur die Menschen in den Städten. In den Pflegeheimen, wo die Menschen mit dem höchsten Risiko auf eine Erkrankung leben, wird gehofft und gebangt. Auch wenn das Leben hier langsamer fließt als in den Städten, so ist dieses kleine eigene Millieu eine Stadt für sich. Hier herrschen Liebe, Leben, Hoffnung und Träume.

Ich zeige Ihnen hier einen kleinen Einblick, wie sich das Leben hinter den Kulissen abspielt.

Corona und die Geschichten dahinter

Eine Krisensituation wie die derzeitige Corona-Krise hat die Welt lange nicht mehr gesehen. Bestimmte Berufe und Menschen werden wichtiger denn je. Die sozialen Einschränkungen suchen in der Geschichte ihresgleichen. Familien werden derzeit zerrissen und zur Isolation verdammt. Alte Menschen dürfen ihre Kinder und Enkel nicht mehr sehen. Auch wenn dies dem Schutz der Alten und Immungeschwächten dient, zieht es weitreichende Kreise. Das Internet, das schon unter normalen Umständen nicht mehr wegzudenken ist, wird nun wichtiger denn je. Mittels Videoprogrammen den Kontakt aufrecht zu halten und sich zu sehen, ist derzeit eine der wenigen Optionen, die wir haben. Der Mensch, ein soziales Wesen, ist auf die Nähe zu anderen angewiesen. Somit haben wir nun nicht nur die "normal" gefährdeten, sondern zusätzlich auch noch die Personen, welche sehr anfällig sind, an Depressionen zu erkranken. In der Entfernung zusammenhalten, ein Paradoxon schlechthin. Wie schafft man Nähe trotz Distanz?

Die heutige Zeit ist geprägt vom Internet. Ohne die weite Welt des Internets würden wir in der heutigen Zeit untergehen. Sei es Bestellungen in Online-Shops, Apotheken und Kleidergeschäften, selbst in Drogerien und Supermärkten. Ein notwendiges Übel, das uns nun die Möglichkeit eröffnet an notwendige Dinge zu gelangen.

Via diverse Portale, die nun den Markt sprengen, ermöglicht es uns aber auch mit den uns nun so fernen in engem Kontakt zu bleiben.

Nun einmal weg von den offensichtlichen Dingen, hin zu den Geschichten hinter der Isolation.

Da ich selbst Pflegerin bin und jeden Tag mit den Menschen arbeite, möchte ich einmal all den Menschen, die Angehörige in den Heimen haben, ein wenig aufzeigen, wie es den Mitarbeitern und vor allem den alten Menschen geht. Ihre Sorgen und Ängste, Wünsche und Träume.

Wie erleben die Pfleger die Quarantäne im Pflegeheim

Morgens, wenn wir das Haus betreten, herrscht noch Ruhe. Viele schlafen um diese Zeit noch, wenn unser Dienst beginnt. Wir kleiden uns an, desinfizieren uns, legen den Mundschutz an. Den Mundschutz zu tragen ist Alltag geworden. Alltag und doch fremd. Bedeutet es doch viele Einschränkungen. Die Atmung ist anstrengend und nach kurzer Zeit muss er gewechselt werden, da sobald er feucht wird, er unmöglich zu tragen ist und er vor allem keinen Schutz mehr bietet. Daneben gibt es eine weitere für unsere Arbeit gravierende Einschränkung, und ich rede hier nicht von der Möglichkeit einmal was zu naschen oder ein Kaffee zu trinken. In unserer Arbeit hier sind wir nicht nur auf die verbale Konversation angewiesen. Also die Gespräche. Sondern vor allem auf die nonverbale Konversation, eben die Mimik. Doch wie kann ich mich nonverbal unterhalten, wenn mein Gesicht verhüllt ist?

Probleme, die wir Pfleger haben, und auf die wir uns einstellen und vor allem umstellen müssen.

Wir müssen hierbei sehr empathisch vorgehen und viel mit der Stimmlage arbeiten, diese kann sanft, auffordernd aber auch einfühlend sein. Jeder Empfänger eines Gesprächs muss unterschiedlich angesprochen werden, wir müssen die Mimik des Gegenübers genau lesen, um darauf bestmöglich zu reagieren zu können. Hierbei muss man sehr flexibel reagieren, besonders wenn mehrere Personen im Raum sind, muss man jeweils sehr schnell wechseln.

Im weiteren Tag schauen wir, das wir die uns anvertrauten Menschen ablenken und gleichzeitig beschäftigen. "In der Zeitung lesen, kann man kaum noch", klagt eine Dame. "Jeden Tag nur dieses Corona, ich will das nicht mehr lesen müssen!"

Während wir eine Runde 10 Minuten Aktivierung mit einer ausgewählten Gruppe zum Thema Ostern spielen, telefonieren in einer anderen Ecke zwei Damen mit ihrer Familie. Das Stationstelefon läutet, eine besorgte Tochter erkundigt sich nach ihrem Vater. Wir reichen das Telefon an Herr Walter weiter.

Er scheint zuerst überrascht und dann erfreut, er lächelt. Kurze Kleinodien in dieser Zeit. Es werden viele Telefonate geführt und jederzeit von uns auch gefördert. Angehörige sprechen mit ihren Verwandten oder erkundigen sich bei uns Pflegern.

Der Kern eines Gesprächs läuft immer auf das gleiche hinaus: Das Ende der Krise wird herbeigesehnt. Fr. Schüller schaut auf ihre Zeitung, seufzt und schaut ins Leere. Ich spreche sie an. "Was ist los, was beschäftigt sie?" frage ich nach. " Ich hoffe meiner Familie geht es gut. Ich habe solche Angst, dass sie krank werden, ich will sie doch unbedingt wiedersehen."

Maskenball im Pflegeheim

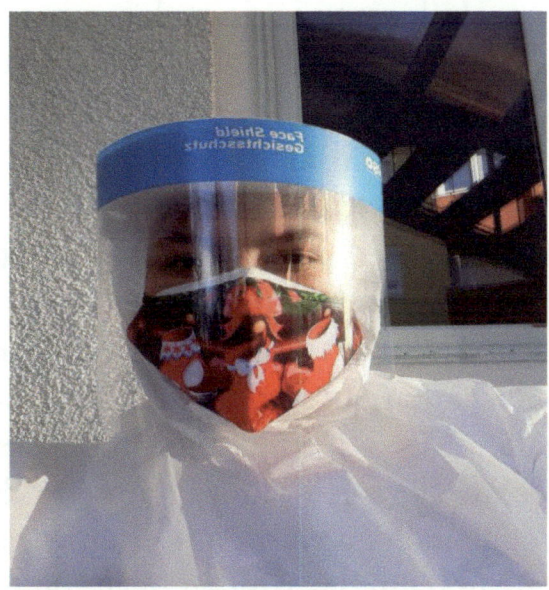

Maskenball. Ein sonst lustiges Fest mit verdeckten Gesichtern, das mit Musik und Tanz einhergeht. Heute Alltag und verbunden mit Unwohlsein.
Der Dienst beginnt verhüllt unter dem Mundnasen- schutz, der zur Alltagsmaske geworden ist. Schwarz, braun, bunt, Motive. Mit Plastikhalterungen, um endlich ein wenig besser Luft zu bekommen, bis hin zu Masken mit Reißverschluss.

Hier wird man nun zum Trendsetter je individueller die Gestaltung ist. Halloween ist jetzt das ganze Jahr. Der sogenannte Schutz birgt neben dem Vorteil, dass er uns und andere schützen soll, auch seine Nachteile. Nachdem nun Plastikschilde nicht mehr erlaubt sind, gehen wir mit verdeckten Gesichtern, welche nur noch die Augen freilassen, in den Dienst. Wir können sehr wohl sprechen und arbeiten damit. Doch kommen viele neue Probleme. Haben Sie einmal versucht sich mit der Maske zu unterhalten? In normaler Lautstärke natürlich. Jetzt unterhalten Sie sich einmal mit einer Person, die bereits schlechter hört. Hier muss man sehr deutlich reden, um verstanden zu werden. Gehen wir einen Schritt weiter. Jemand der Lippen liest, um ein schlechtes Gehör auszugleichen. Ja genau! Hier liegt nun der Hase begraben. Wie kann er dies, wenn das Gesicht verdeckt ist?

Ein weiteres Problem stellt sich für uns in der Pflege ebenfalls dar. Ein an Demenz Erkrankter reagiert auf die Mimik und kann sich gerade im fortgeschrittenen Stadium daran orientieren.

Setzen Sie einmal die Maske auf und lächeln Sie ihr Gegenüber, wahlweise den Spiegel, an.

Die Augenfalten zeigen es nun vielleicht, aber der Rest? Hier ist nun noch mehr Einfühlungs-vermögen und vor allem eine sehr deutliche Körpersprache wichtig. Auf einer Seite ist der Schutz also vorhanden, auf der anderen Seite sind neue Probleme geschaffen. Jetzt heißt es, einen guten Mittelweg zu finden und zu beschreiten.

Wir sind keine Helden

Es ist der Falls eingetreten, vor dem sich alle gefürchtet
haben. Corona hat nun unsere Einrichtung erreicht.
Woher? Das weiß Gott allein. Ein rasches Handeln ist
erforderlich und wird seitens der Firma sofort
durchgeführt. Jetzt bleibt die Hoffnung, dass wir
rechtzeitig reagieren konnten, um schlimmeres zu
verhindern. Mit Schutzausrüstung, die man sonst nur in
Laboren sieht, kleiden wir uns an und betreten die
Zimmer. Was wird uns erwarten? Wie reagieren die
Menschen, die wir betreuen? Überstehen sie es? Fragen,
die ohne Antwort offenbleiben.
Das Versinken in eine Schockstarre können wir uns
nicht leisten. Die Maßnahmen werden hochgefahren,
doch noch ist ein normaler Tagesablauf möglich. Die
Schnelltests werden an den Mitarbeitern regelmäßig
durchgeführt, um eine weitere Ansteckung zu
verhindern.
Allen Bemühungen und Hoffnungen zum Trotz sind die
symptomfreie Phase nicht spurlos vorüber gegangen.

Wie ein unsichtbarer Feind schleicht sich das Virus ein und trifft mehr als nur einen Bewohner. Der nächste Schock lässt nicht auf sich warten, und der erste Mitarbeiter ist positiv. Die OP-Masken, die uns bereits das Leben so erschwert haben, sind verschwunden. Die FFP2-Masken treten ein, mit Filter, welche sich bei jedem Atemzug wie eine Saugglocke an das Gesicht drücken, lösen zu Beginn Angst aus. Der Drang, den Mund zu öffnen und tief Luft zu holen, begleitet uns. Leider bringt dies keine Erleichterung, sondern nur mehr Nebenwirkungen. Die Schleimhäute trocknen aus, Schwindel macht sich breit. Zimmer lüften ist eine gute Möglichkeit kurz auf dem Balkon zu gehen und Luft zu holen. Der Innenhof wird Anlaufstelle nach jeder Pflege in einem Zimmer, um einmal durchzuatmen. Wir erinnern uns gegenseitig immer wieder daran ausreichend zu trinken. Allen Hoffnungen zum Trotz zeigt der nächste Bewohner im Haus nun auch Symptome. Wieder beginnt man zu hoffen, dass er es übersteht. Es geht ihm gut, genießt die Ruhe im Zimmer mit Zeitung und TV. Derweil zeigt die erste Betroffene Person Symptome.

Altersbedingt nicht mehr ganz auf der Höhe, isst sie nun noch weniger, hat keinen Hunger und noch weniger Durst. Der Dienst im Vollanzug mit Maske und Schutzbrille macht den notwendigen Aufenthalt schier unerträglich. Wir nehmen uns viel Zeit, um Schluck für Schluck notwendige Flüssigkeit einzuflößen. Die Zeit arbeitet gegen uns, genau wie das Virus. Wir stehen hilflos dem Feind gegenüber und können nur symptomatisch handeln. Derweil zeigt ein weiterer Bewohner Symptome. Die Stimmung sinkt im Haus immer weiter. Wir schauen, dass wir uns schützen, dass wir alle Gesunden schützen und nehmen dafür alle noch so lästigen Schutzmaßnahmen in Kauf. Wir führen unsere Arbeit weiter und versuchen aufzumuntern und positive Energie an die Hoffnungslosen weiter zu geben. Energie, die uns die letzten Reserven abverlangt. Es ist morgens. Ich stehe auf und gehe der morgendlichen Routine nach. Irgendetwas stimmt nicht. Ich fühle mich müde, obwohl ich ausreichend geschlafen habe, der Kopf schmerzt. Heute ist mein freier Tag. Morgen sollte ich arbeiten gehen. Der innere Alarm geht los, und ich lasse mich in der Firma testen, um kein Risiko einzugehen.

Schneller als ein Schwangerschaftstest zeigt er zwei Balken. Positiv...

Es ist keine Zeit schockiert zu sein. Ich setze alles in Bewegung, melde es der Schule und dem Kindergarten, die meine Kinder besuchen. Die 1450 angerufen, um schnellstmöglich den großen Test durchführen zu lassen. Morgen soll ich hingehen und darf ihn abnehmen lassen. Zuhause angekommen, isoliere ich mich, um meine Familie zu schützen. Mit Maske und Kittel, die ich mir Monate zuvor bereits besorgt habe, und Desinfektionsmittel beziehe ich mein Einzelzimmer. Ich kann mein kleines Kind nicht anfassen, nicht in den Arm nehmen. Mir blutet das Herz. Essen bekomme ich kaum in mich hinein, ich habe keinen Hunger. 2 Löffel zwinge ich mir rein, dann fühle ich mich wie nach einem Buffet inklusive 3 Gänge Menü. Mein Kopf hämmert wie nach einer langen Party mit großem Besäufnis. Die Bundeswehr hat anscheinend extra für mich ein paar Panzer abgestellt. Wie überfahren fühle ich mich. Das Bett ist mein bester Freund. Ich warte derweil, das Handy neben mir, auf mein Testergebnis. Die ersten 2 Tage kommen und gehen.

Ich komme mir vor, als hätte ich eine Erkältung gehabt, und schwanke zwischen noch nicht gesund und nicht mehr krank. Durchfall plagt mich. (Jetzt ergibt der Monsterkauf von Toilettenpapier endlich einen Sinn) Tag 3 beginnt, und ich fühle mich gut. Der Durchfall ist weg, der Appetit noch eingeschränkt, aber das Essen ist kein Problem mehr. Ich habe noch immer kein Ergebnis erhalten. Weiter warten, vielleicht ist der Andrang so hoch? Das Essen schmeckt sehr fad derzeit, und riechen tut es auch nicht wirklich. Typische Symptome, erinnere ich mich. Tag 4 und noch immer kein Ergebnis. Der Unmut wächst. Derweil erreicht mich die erste traurige Nachricht. Die erste betroffene Person hat es nicht überlebt. Das Alter, der Verlust von Hunger und Durst haben ihren Tribut gefordert. Trauer erfüllt mich. Derweil fühle ich mich gesund und munter wie immer, ich bin immer noch isoliert, das Tragen der Maske ist einfach nur anstrengend. Das Desinfektionsmittel beißt mir in der Nase. Wenigstens das rieche ich. Alle anderen Gerüche gehen an mir vorbei. Weitere Bewohner hat es getroffen. Zwischen Schock und Trauer bleibt die Hoffnung auf ein gutes Ende, und dass es doch nicht alle bekommen.

Meine Kollegen reißen die Dienste, während ich im Zwangsurlaub daheimsitze und im Garten versuche, mein Kind beim Spielen zu beobachten. Ich darf ihn immer noch nicht an mich heranlassen. Tag 5 geht vorbei, ohne dass ich mein Ergebnis erhalte. Zusätzlich ist es nun auch noch Wochenende, wie und wo bekomme ich das? Ein Tipp von einer Freundin hilft mir an Tag 6 endlich zum Ziel. Ich erreiche die Behörde und bekomme das positive Ergebnis bestätigt. Seit 3 Tagen habe ich keine Symptome mehr und habe die Isolation jetzt verlassen. Unruhe ist der Begleiter, während ich im Garten sitze und warte. Warten auf gute Nachrichten und hoffen auf keine schlechten mehr. Belohnt werde ich nicht. Es sind in den letzten Tagen noch 3 weitere Menschen gestorben. Das Herz blutet und schmerzt. Hilflos stehen wir dem Virus gegenüber. Kein Tag vergeht mehr ohne schlechte Nachrichten. Dazu verdammt, zuhause in der Isolation zu sitzen, die Hände gebunden an das Warten auf die Entlassung. Es hat nun noch mehr Kollegen erwischt. Das Personal dünnt mehr und mehr aus. Nun heißt es hoffen, dass auch die Jüngeren möglichst problemlos genesen.

Kaum ein Tag mehr ohne schlechte Nachrichten. Tag 10 meiner Quarantäne ist ein Meilenstein. Ich kann endlich die Entlassung aus der Quarantäne beantragen. Gleichzeitig erhält meine Familie nun auch mal die Vorladung zum Testen. Die Frage im Hinterkopf, wird es wieder so lange dauern? Ich sitze am 2. Tag am Handy, bereit der Behörde auf die Nerven zu fallen. Doch als hätten sie es geahnt, der Anruf folgt pünktlich. Alle negativ, und positiv zu erwähnen ist meine Freiheit.

Ich kehre in die Arbeit zurück, die Fahrt dahin ist mit Trauer erfüllt. So viele, die ich kannte mit ihren Macken und Vorzügen, sind weg. Das Haus ist morgens noch leer, nach und nach treffen die Kollegen ein, wir begrüßen uns mit Abstand und in Schutzkleidung. Nach dem Ankleiden der nun notwendigen Ausrüstung starten wir den Tag. Ich bekomme nun am eigenen Leib zu spüren, wie sich Schwerhörige fühlen. Nur gedämpft dringen die Stimmen durch die Kleidung. Mehr als einmal müssen wir nachfragen, was jemand gesagt hat. Jede Geräuschkulisse, und sei es nur der Wasserhahn, führen zu einer fast völligen Stille.

Mit der Maske und dem Schutzschild ist die Aussprache noch weiter eingeschränkt, die ohnehin schwierige Kommunikation endet in sehr lauten Gesprächen. Und die Hände sind nun Hilfsmittel, um das Gesagte zu unterstreichen. Gegen Mittag lässt der Blick im Haus nicht viel Freude über. War vor noch wenigen Wochen hier Atmosphäre, gehen nur noch die Weißgewandeten ihre Wege, wie Geister. Niemand ist da und liest die Zeitung, Der Fernseher steht einsam. Waren hier vorher kleine Streitereien, um eine Serviette oder das Lachen über etwas Gesagtes zu hören, die Rufe nach einer Schwester, weil jemand auf die Toilette möchte, Sportrunden, welche die Bewohner selbst organisiert haben, ...

Die Sitze sind verweist, Plätze leer. Die Weihnachts-Deko findet niemanden, der sie bewundert.

Unausgesprochen steht die Frage im Raum, wie es sein wird, wenn alles wieder "normal" wird.

Derweil werden wir weiterkämpfen und alles tun für die uns Anvertrauten.

Wir sind alles, aber keine Helden.

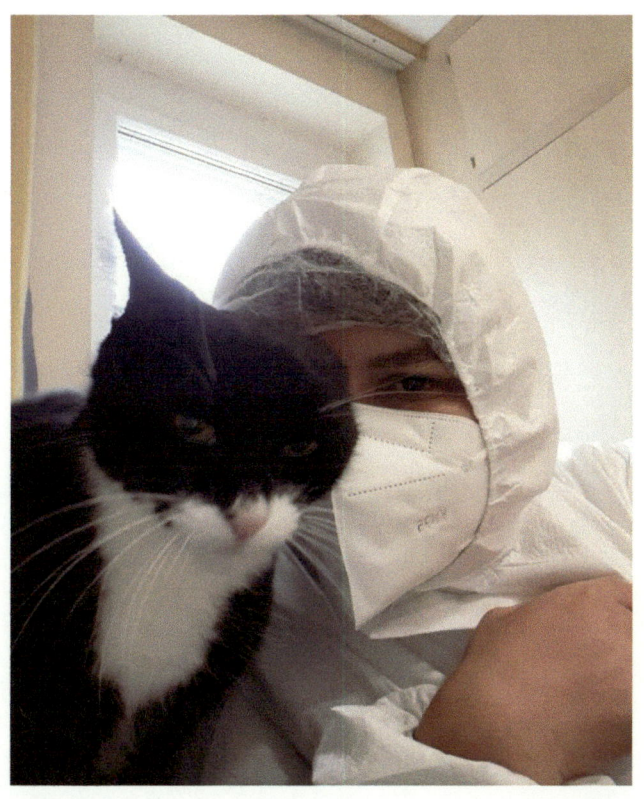

Der Kater hat sein Frauchen verloren, bei dem er Jahrelang lebte. Nun sucht er nach Zuwendung

Der soziale Tod

Wir hören viel in den Medien und können nun entweder alles glauben oder eben nicht. Was neben notwendigen Maßnahmen zur Unterstützung und Eindämmung dieser Erkrankungen hilfreich scheint, birgt auf der anderen Seite eine viel größere Gefahr. Wir wollen mit der Isolation und dem Abstandhalten unsere liebsten schützen, doch vergessen wir hierbei nicht etwas?

Die so unbekannte und totgeschwiegene Krankheit, die ein jeder sicher einmal in seinem Leben berührt hat, bricht nun unerkannt und doch so offensichtlich ihre Bahn. Die Depression...

Aber warum? Was führt dazu und was hat es mit dem sozialen Tod auf sich?

Menschen in den Heimen als Beispiel, die mehrmals die Woche Besuch erhalten von ihren Liebsten, plötzlich erscheint niemand mehr. Kinder sind getrennt von ihren Eltern. Nicht jeder kann dies verstehen und verarbeiten. Das Telefon als einzige Form der Kommunikation. Obwohl gerade in den Heimen die soziale Isolation dank anderer Mitbewohner und des Personals reduziert ist, können doch Mitbewohner und Betreuer nicht Familie und Freunde ersetzen.

Verzweiflung macht sich breit bei den Menschen. "Warum haben sie mich im Stich gelassen? Was habe ich schlimmes getan?" Fr. Waller weint, während sie mich fragend ansieht. Die Erklärungen und tröstenden Worte verhallen wirkungslos.

Während das Virus uns weiter in seinem Griff hält, bringt die Isolationen in den Heimen ihre Probleme mit sich. Freundschaften, die entstanden sind, wurden auseinandergerissen. Niemand weiß, ob er den anderen wiedersehen wird. Der Kontakt mit uns Pflegern ist in dieser Zeit alles, was sie haben. Mittels eines Tablets können Videoanrufe die Einsamkeit ein wenig lindern. Das Telefon bringt die Familie wenigstens etwas zusammen. Die Tage fließen dahin, aufstehen, essen, Zeitung lesen und schlafen. In den Zimmern sind die Augen meist traurig, die uns entgegenblicken. Fragen, wann sie endlich wieder rausdürfen, werden ein um das andere Mal gestellt. Wir müssen warten, ist die einzige Antwort, die wir geben können. Wir nutzen unsere Energie, um Hoffnung und kurze Momente der Freude zu schenken.

Wir nehmen uns die Zeit, um Gespräche zu führen und aufzuheitern, wo immer möglich. Ersetzen können wir Verlorenes nicht, jedoch aufmuntern und Hoffnung schenken, Hoffnung auf eine baldige bessere Zeit.

Das perfekte Team

Gute Mitarbeiter sind wie Klopapier.

Erst wenn sie weg sind, weiß man was fehlt.

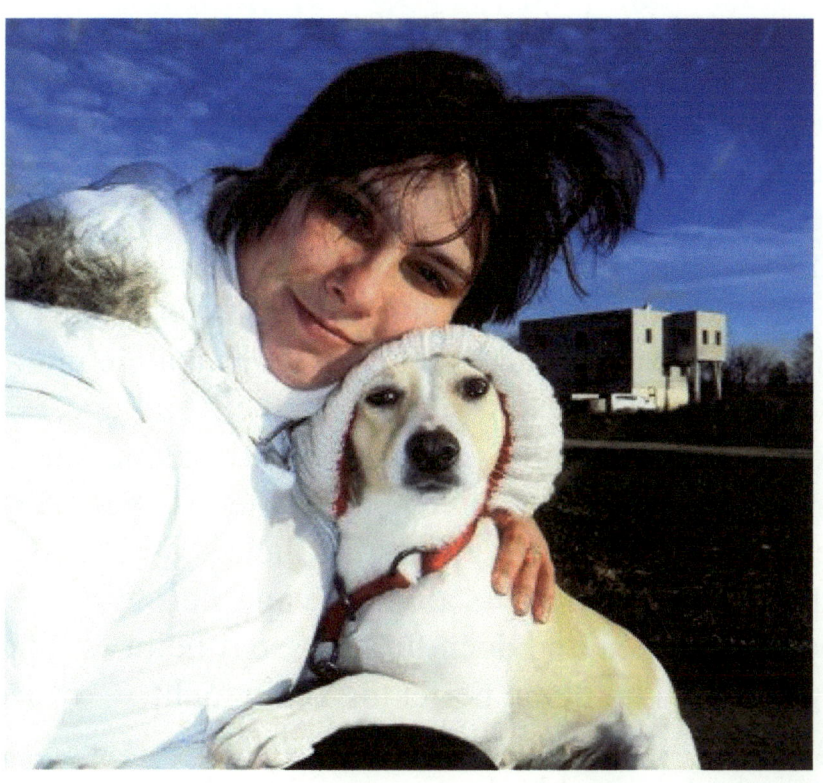

Wir haben alle die gleiche Ausbildung. Diesen Satz sagte vor einiger Zeit eine Kollegin. Ein Satz, der mich zum Nachdenken anregte. Macht wirklich "nur" dass eine gute Pflegekraft aus? Sind wir nur so gut wie unsere Schule und das, was wir gelernt haben?

Wenn ich mir Mitarbeiter in der Pflege anschaue und vor allem natürlich das Team, mit dem ich arbeite, sehe ich eine Vielfalt. Eine Vielfalt an Menschen, Nationen, Religionen und Professionen. Kein Kollege ist wie der andere.
Da wäre der eine, der sich sehr gut mit Wundversorgung auskennt, ein anderer wieder hat ein schier unendlich großes Herz und geht mit viel Empathie mit den Bewohnern um. Dann wäre da noch ein Kollege, der sich im Umgang mit Sterbenden gut auskennt, ein weiterer wiederum kann durch seine frühere Tätigkeit im Rettungswesen auf ein großes fachliches Wissen in Notfällen zurückgreifen. Es arbeiten viele Berufsgruppen zusammen und doch für sich, so scheint es. Für mich persönlich heißt ein perfektes Team nicht, genügend Mitarbeiter zu haben oder perfekt strukturierte Arbeitsabläufe. Ein perfektes Team zeigt eine enge Zusammenarbeit miteinander.

Es greift auf Stärken der einzelnen Mitglieder zurück und setzt diese gezielt ein. So kann ein diplomierter Pfleger mit seinem Fachwissen allein nicht arbeiten. Ohne seine Pflegehelfer und Hilfskräfte ist er nicht mehr als jeder andere. So leitet die Hilfskraft bei der Pflege aufgetretene Dinge wie Hautschäden, Veränderung des Allgemeinzustands, eine geringe Trinkmenge oder auch scheinbar banale Dinge wie falschsitzende Zahnprothesen an den Gehobenen Dienst weiter.

Ein perfektes Team arbeitet zusammen und das über Grenzen der eigenen Berufsgruppe hinaus. Es respektiert und akzeptiert einander, es nutzt seine Stärken, ohne sie auszunutzen.

Am Ende kann, das nur jeder für sich selbst beantworten.

Der letzte Moment

Wenn ein Mensch geboren wird, kommen viele Menschen.

Wenn ein Mensch geht, kommt niemand.

Irgendwann im Leben kommt der Moment, wo man gehen muss. Ob gewollt oder nicht, uns alle erreicht er. Haben Sie sich einmal Gedanken gemacht, wie Sie diesen Zeitpunkt gestalten wollen? Nein? Dann sind Sie nicht allein. Kaum einer will sich damit auseinandersetzen. Oft haben wir nicht viele Möglichkeiten ihn nach unserem Wunsch zu gestalten. Beginnend mit einer Vorsorgevollmacht für einen Angehörigen, der den eigenen Wunsch respektieren und umsetzen soll, wenn man es nicht mehr selbst wahrnehmen kann. Dies setzen wir in der Regel gleich damit, dass wir unsere Eigenständigkeit aufgeben. Da ein jeder hofft, dass der Zeitpunkt fern ist, wird der Moment diese Vorsorge zu treffen möglichst lang hinausgezögert. Möchten Sie, Dass jemand bei Ihnen ist, wenn der Moment erreicht ist? Den Medien und sozialen Netzwerken folgend, ist man als alter Mensch dazu verdammt, einsam und allein von der Welt zu gehen. Was jemand in diesem Moment wirklich empfindet, kann niemand wissen, und doch zeigt sich ein Muster. Wenn das Ende näherkommt, steigt der Wunsch, alte Fehden zu beenden, Frieden zu schließen oder lange nicht gesehene Menschen noch einmal in die Arme zu schließen. Kinder und Enkelkinder, die nach langer Zeit noch einmal kommen, schaffen Frieden. Das große Paket, was man im Leben mitgenommen hat, gehört abgesetzt. Leicht gesagt... Entscheidungen, die man einmal getroffen hat, hängen oft nun hinterher. So sehen wir immer wieder, dass Menschen, die geliebte Personen noch einmal gesehen haben, leichter loslassen können vom Leben. Der Großteil der Menschen verlässt die Welt erst dann, wenn Angehörige den Raum verlassen. Auch wenn Familie und Freunde gern begleiten möchten, schaffen sie durch ihre eigene Trauer und eigenen Ängste eine störende Unruhe. Ich möchte Ihnen hier nicht nahelegen, ihre Geliebten nicht mehr zu sehen. Doch wir alle müssen für uns die Feinfühligkeit haben, den Raum auch zu verlassen und die Ruhe, die derjenige jetzt braucht, zu respektieren. Es ist also keineswegs so, wie die Medien es uns nahelegen wollen.

Jeder von uns ist ein einzigartiges Individuum mit eigenen Charakteren, Hoffnungen, Träumen und Wünschen. Diese sollten gerade zum Ende hin respektiert und akzeptiert werden.
So individuell, wie das Leben ist, so ist es auch der Wunsch nach dem eigenen Ende.

Wenn der Bestatter zweimal klingelt

Eine Geschichte, die wohl nicht nur mir lange im Kopf bleiben wird. Eine unsere Bewohnerinnen hat diese Reise ohne Ende angetreten. An diesem Tag war, wie immer, auch im normalen Alltag viel los. Der Bestatter kam erst zum Abend zu uns ins Haus. Nachdem wir die Papiere ausgefüllt hatten und noch ein wenig über Alltägliches gesprochen hatten, fragte ich mehr im Spaß, warum er eigentlich keinen Kaffee und Gebäck mitgebracht hatte. Er schaute mich an, schaute auf seinen Kollegen, entschuldigte sich kurz und verließ das Haus. Kaum eine halbe Stunde später stand er in der Tür, Kaffee und Kuchen in der Hand. Als meine Kollegen begriffen, was hier passiert war, schauten sie mich erst schockiert dann belustigt an. So etwas hatte hier noch niemand erlebt. Ich zuckte mit den Schultern und antwortete auf die unausgesprochenen Fragen: "Man muss seine Ressourcen nutzen." Geschmeckt hat es uns auf jeden Fall.

Schwer, schwerer, Pflege

Ausgebrannte Pflegekräfte bringen keine Wärme mehr. Wem nützt ein Leuchtturm, wenn die Lampe nicht brennt?

Liliane Juchli

Wer an Altenpflege denkt und darüber spricht, wird vor allem eines sagen: Also ich könnte das ja nicht.... Fremden Hintern auswischen, und dann geht einem auch noch der Rücken kaputt dabei!
Wer jetzt mit dem Kopf nickt, wird diesen Satz schon selbst einmal gesagt, gedacht oder gehört haben. Doch was ist wirklich dran an diesen Gerüchten oder Wahrheiten?
Die Pflege ist ein Beruf, in den viele Menschen, wie ich, entweder per Zufall stolpern, durch private Erfahrungen in jungen Jahren, wie die Pflege eines Angehörigen, oder einfach durch Wunsch anderen Menschen zu helfen.

Wenn man sich die Statistiken ansieht, gehen Menschen, die in der Pflege arbeiten, nach 5 bis 10 Jahren aus dem Beruf wieder raus. Meist gezeichnet durch kaputte Knochen oder gebrochene Seelen. Ich selbst darf mich hier bereits zu den Alten zählen. Seit nun 15 Jahren gehe ich dem Beruf nach, der noch immer, trotz schwerer Zeiten, mein Traumberuf ist. Was genau macht die Pflege so anspruchsvoll? Haben Sie schon einmal gehört von „Pflege am Boden"? In der Regel sieht man dazu noch ein Foto von einer völlig erschöpften Pflegekraft, die am Boden sitzt. Ich hätte nie geglaubt, dass ich diese Situationen einmal erleben würde. Mittlerweile kann ich sagen, ich weiß, wie es sich anfühlt. Wenn ich die Gesichter meiner Kollegen sehe, sehe ich mein eigenes Spiegelbild. Augenringe, Hoffnungslosigkeit angesichts der derzeitigen Umstände. Verzweiflung, all die Menschen, die auf uns angewiesen sind, zu versorgen. Es fehlt an Hilfsmitteln, an psychologischer Betreuung und (wer hätte das gedacht) an Personal. Wenn ich jetzt morgens im Dienst ankomme, schlägt mir die Verzweiflung der Kollegen entgegen. Hier hilft kein Kaffee mehr, Worte verhallen, die Energie, die wir alle hatten, ist verflogen.

Wir treten den Dienst an und setzen ein fröhliches Gesicht auf. Die Arbeit scheint schier unendlich. Ressourcenorientiert pflegen? Also Fähigkeiten erhalten und fördern? Keine Chance. Die Ressource Zeit existiert nicht.

Pflege am Fließband, Fähigkeiten werden genommen, Prophylaxen bestehen zum Großteil nur in Worten auf dem Papier. Menschen trauen sich kaum zu äußern, dass sie ein Bedürfnis haben, Schweigen kehrt ein.

Die Stille übernimmt den sonst so lebhaften Raum. Die Gesichter der uns Anvertrauten wirken leer, erhellt durch die kurzen Besuche, welche die nun gelockerten Corona Regeln zulassen.

Völlig ausgebrannt gehen die Pfleger der Arbeit nach, sie weinen, am Ende ihrer Kräfte. Ein jeder hofft, dass der Dienst schnell aus ist, doch der Schlaf bringt keine Erholung.

Er ist mehr ein Zustand der totalen Erschöpfung. Die Psyche leidet darunter, Leistung erbringen zu müssen, die nicht möglich ist.

Der Körper funktioniert gerade noch, Knochenschmerzen, knackende Gelenke, Muskelverspannungen.

Solange es geht, geht es. Krankenstand? Nein, das geht nicht, wer macht dann die Dienste? Mit dem Gedanken im Hinterkopf geht ein jeder Tag für Tag in den Dienst, erteilt den Kollegen Ratschläge auf die eigene Gesundheit zu achten und sich auch einmal eine Ruhepause zu gönnen.

Pflegekräfte gehen fast täglich an ihr Limit und darüber hinaus, bis hin zu dem Tag, an dem sie in einem Krankenhaus liegen, ausgebrannt im eigenen Heim, eigenholt von den Strapazen der Zeit.

Jetzt könnte man sich fragen, warum man den Beruf nicht wechselt. Hierzu gibt es einen Satz, den ich Ihnen nicht vorenthalten will.

Wer einmal in die Pflege ist, kommt nie wieder raus. Das ist wie bei der Mafia, du weißt zu viel.

Grundsätzlich ist es nicht für jeden Pfleger einfach, seinen Beruf oder seinen Arbeitsplatz aufzugeben. Dies liegt nicht daran, dass man zwangsläufig an seinem Arbeitgeber hängt oder eben zu viel weiß, sondern mehr an den Menschen, die wir jeden Tag und oft über Jahre hin betreuen. Man baut eine Beziehung auf, man lacht, man weint, man leidet mit den Menschen.

Wir bauen auf, wir bringen Fähigkeiten zurück, wir halten in Zeiten der Einsamkeit Hände und trösten Herzen.

Auch ich habe mich aus diesen Gründen sehr schwergetan, zu gehen und eine für mich bessere und gesundheitsfördernde Arbeitsstelle zu suchen.

Pfleger sind auch nur Menschen

Entgegen mancher geläufigen Meinung sind auch wir Pfleger nur Menschen. Zwischen Kaffee trinken und einen Snack im Gehen einnehmen, sind wir mehr als nur die gern sogenannten "Arschabwischer".
Neben der Pflege, die die Körperpflege, die Versorgung von Wunden, das Verabreichen von Medikamenten beinhaltet, sind wir Frisöre, Seelentröster, Modeschöpfer, Begleiter in Tagen des Kommens und Gehens. Wir sind da in Zeiten von Leid und Freud. Viele alte Menschen, die Familie haben, sehen sie durch den Wandel der Zeit nur noch selten. Die Kinder gehen arbeiten, die Enkel in die Schule. So bleiben meist wir Pfleger als Freund und Freundin, als Mülleimer, als Seelentröster. Wir hören zu, wir schweigen mit ihnen, wir lachen und wir weinen mit ihnen. Geschichten aus der Jugend, die wir mehr als nur einmal gehört haben, hören wir uns immer wieder an und nehmen doch jedes Mal erneut wieder Anteil.

In einem Bereich, der von Professionalität geprägt ist, gehört abseits der öffentlichen Bühne viel Einfühlungsmögen und auch die die Fähigkeit sich abzugrenzen von persönlichen Schicksalen und schweren Situationen. Die Pflege ist eine Branche, wo man mit einer Verweildauer von 5 bis 10 Jahren rechnet, bis der Beruf gewechselt wird und man sich neu orientiert. Neben den bekannten Problemen, kaputter Rücken und Gelenke, spielt der Aspekt der psychischen Belastung eine große Rolle. Man muss den Spagat schaffen, sich auf die Menschen einzulassen, ohne sie zu nahe an sich heranzulassen. Man muss es schaffen ein Zimmer zu betreten, in dem das Leid vorherrscht, sei es aufgrund von körperlichen Krankheiten oder psychischen, und dieses beim Verlassen des Zimmers wieder abstreifen zu können. Wie man das schafft über Jahre und Jahrzehnte? Viele Freundschaften entstehen oft unter Kollegen, so findet man hier Gleichgesinnte und vor allem auch Möglichkeiten sich auszusprechen und Erlebtes zu verarbeiten. Hier ist auch kein Datenschutz wichtig, da man keine Namen nennen muss.

Situationen in der Pflege, ob gute oder schlechte, erlebt ein jeder, viele Dinge kann man verstehen, da man sie oft selbst erlebt hat, und sie sich im Grunde ähneln. Stundenlang kann man über die Arbeit reden und so Psychohygiene betreiben. Erzähle ich solch eine Situation dagegen einem Lebenspartner, werde ich vielleicht mitfühlende Worte bekommen, aber das Verständnis kann er mir nicht geben.

Wenn ein Mensch lange Zeit lebt

„Wenn ein Mensch lange Zeit lebt, sagt die Welt, es ist Zeit, dass er geht."
So singen es die Puhdys in ihrem bekannten Lied „Lebenszeit".
Wir als Angehörige wollen nicht, dass einer unserer Lieben geht. Am liebsten möchten wir sie für immer bei uns haben. Doch der Kreislauf des Lebens zieht seine Kreise und steht niemals still. Man sieht die Eltern langsam aber sicher älter werden, sie werden gebrechlicher, langsamer.
Alterserkrankungen breiten sich nun immer weiter aus und bestimmen nicht selten Alltag und Leben der Menschen, die wir lieben. Doch sind wir Menschen nicht auch egoistisch? Wir wollen nicht loslassen, nicht verlieren. Wie aber schaut die andere Seite aus? Die der Altgewordenen? Wollen sie das gleiche? Auch sie waren einmal jung, unbedarft und lebensbejahend. Sie haben gearbeitet, Familien gegründet, sie sahen Kinder aufwachsen und eigene Familien gründen. Die Kinder zogen mit ihren Familien in die Welt hinaus, oft in andere Städte, arbeitsbedingt häufig weit weg.

Im steigenden Alter kommen die Einschläge näher, der Verlust von langjährigen Freunden und Lebenspartnern. Die langanhaltenden Beziehungen werden durch Krankheit erschwert und häufig auch beendet. Im besten Fall lebt die Familie nicht weit entfernt, und Enkelkinder kommen auf Besuch, wo sie liebevoll umsorgt werden. Gerne verwöhnt man die kleinen Gäste mit Süßigkeiten und anderen Leckereien. Alterswehwehchen machen den Alltag nun schwerer, Die Hüfte ist nicht mehr die Jüngste, die Knie knacken, im Rücken sticht es. Die Blase tut das, was sie soll, nur nicht mehr, wann sie soll. Hier und da vergisst man mal etwas. Die Kinder, nun groß und eigenständig, hetzen einem nun Pfleger auf den Hals. Sie fragen: Was soll der Unsinn? Das ganze Leben waren sie in der Lage sich um sich selbst zu kümmern, jetzt kommt da jemand dreimal täglich und will dich waschen. Das gelieferte Essen dagegen kann man sich schon gefallen lassen. Spart es einem doch Arbeit. Die Jahre verziehen mit mal mehr, mal weniger guten Zeiten. Die Urenkel kommen zur Welt, den Kindern geht es gut.

Die Arbeit im Haus wird nicht weniger, der früher so kraftvolle agile Körper und Geist werden langsamer.
Tag ein,
Tag aus, derselbe Trott.
 Die Zeit der Arbeit liegt lange hinter einem, doch die Fähigkeiten sind noch da. Hier eine Schraube festziehen, da ein paar Brote schmieren, etwas dösen, Essen und schon steht wieder eine Pflegerin im Raum. Sie sind nett, freundlich, eine Abwechslung im sonst so eintönigen Alltag.
Am Abend ein wenig noch die alten Bilder an der Wand anschauen, zurückdenken an alte Zeiten. Das Bett nebenan ist leer und kalt. Nicht zum ersten Mal gehen einem die Gedanken durch den Kopf, was das Leben noch für einen bereithalten könnte. Einsamkeit macht sich breit. Die Medikamente, die eingenommen wurden, zeigen nun ihre Wirkung und langsam dämmert man in die wohlige Dunkelheit.
Ein letzter Gedanke daran, dass dies der hoffentlich letzte Tag war. Ein Geburtstag jagt scheinbar den nächsten, der 90er ist vorbei. Seit Jahren lebt man nun allein, ohne den geliebten Menschen, der das Bett und das Herz wärmte.

Wehmut erfüllt das lebensmüde Herz. Doch Gottes Wege sind unergründlich. Und so bleibt nur der tiefe Wunsch, endlich einschlafen zu können, mit dem Wissen, dass die Familie großgeworden ist und einen nun nicht mehr braucht, endlich einzutauchen in die ewige Ruhe.

Eingesperrt und doch frei

Das Pflegeheim. Ein Ort, der früher den hochbetagten zugedacht war, bietet nun immer mehr Raum und Platz für Jüngere. So trifft man nicht mehr nur die ganz "Alten" hier an. Menschen, die an Depressionen leiden, frühen Stadien von Demenz, wie der durch Alkoholmissbrauch bedingten Korsakow-Demenz, Schlaganfälle, die eine Vollpflege nach sich ziehen, sind kein Bild der Seltenheit mehr.

So trifft man nun auch auf Menschen, die noch scheinbar fit sind und einfach nur "älter" geworden sind. Besorgte Angehörige suchen Heim-Plätze, da immer wiederkehrende Stürze ein Leben allein daheim erschweren.

Doch wie geht es eigentlich diesen Menschen?

Schauen wir einmal auf die Sicht der hier Betroffenen:

Aufgewachsen im Elternhaus, meist mit den Geschwistern, haben sie häufig, wenn nicht als Hausfrau, im eigenen Geschäft der Familie mitgearbeitet. Plötzlich kommen die eigenen Kinder und eröffnen einem, das eigene Heim zu verlassen, um in eine Pflegeeinrichtung zu ziehen. Man ist vielleicht ein oder zweimal gestürzt. Das Bein gebrochen, das passiert halt und heilt doch wieder. Die Sorge der Kinder ist einfach übertrieben. Der alte Gasherd funktioniert doch einwandfrei. Gut, ab und zu brennt er halt ein wenig, ist doch kein Grund sich aufzuregen. Und doch soll man das vertraute Heim verlassen? Die Endstation betreten? Die Eigenständigkeit aufgeben? Schlafen um 22 Uhr? Man hat doch Rosamunde Pilcher geschaut, die Nachrichten verfolgt und ist nach einem Glas Wein langsam in Richtung Bett gegangen.
Dann heißt es Wecken um 7 Uhr, Essen mit den alten Leuten, die sabbern und dann noch zu den "tollen" Alte-Menschen-Runden. So schlimm geht es einem doch noch gar nicht.

Die Tage scheinen endlos. Man könnte in den Ort gehen, oder ein Buch lesen, den Alltag frei gestalten oder einfach gemütlich dösen. Doch wenn man immer wieder zu den gemeinsamen Mahlzeiten geholt wird, und hier und da eine Schwester oder ein Pfleger kommt.

Aus Sicht der Kinder schaut es wohl eher so aus:

Das Elternhaus verwahrlost nach und nach, Mutter hat wieder einmal vergessen den Gasherd auszuschalten. Mitten in der Arbeit klingelt das Telefon. Ein besorgter Nachbar hat Hilferufe gehört. Besorgt wird die Arbeit verlassen, und mit einem mulmigen Gefühl betritt man das Haus. Der Vater liegt am Boden, er blutet. Dass er das Unterhemd über dem Pullover anhat und die Hose nass ist, wird nur am Rande wahrgenommen. Mit dem Rettungswagen geht es ins Krankenhaus. Oberschenkel gebrochen lautet die Diagnose. Mit Sorgen im Herzen scheint es nur einen Ausweg zu geben. Da eine 24-Stunden-Pflege nicht in Frage kommt, man will keine fremde Person im Haus haben, und die Erzählungen aus dem Bekanntenkreis bestätigen die eigenen Befürchtungen, bleibt nur eine Lösung. Die Kurzzeitpflege braucht man sowieso, bevor der Vater auf Reha kommt. So kann man sich auch gleich einen festen Platz suchen. Aber ein Doppelzimmer kommt nicht in Frage, in der Nähe muss das Heim sein, und die Pflege muss natürlich auch stimmen.

Aber wäre es eigentlich nicht doch besser, die Eltern zuhause zu lassen?

Oder räumt man bei sich ein Zimmer frei?

Will und kann man dies leisten? Fragen, die nach einer passenden Lösung suchen. Bringt man seine Eltern ins Heim, gilt man oft genug als Rabenkind. Abschieben der Eltern? Sie haben einen doch ihr Leben lang behütet, aufgezogen und versorgt. Und jetzt in den Tagen des Alters will man sie aus dem Haus schaffen? Zweifel nagen an den Betroffenen, die sich mit diesen Problemen beschäftigen.

Die Frage nach dem Wie, Wann, Wo und den Kosten können in einer Beziehung Konflikte schaffen.

Hier empfiehlt es sich, Beratungsstellen aufzusuchen und sich dort zeigen lassen, welche Möglichkeiten es gibt, wo man Anträge stellt und vor allem welche. In der Regel gibt dort Verzeichnisse der Heime in den Bundesländern oder Städten. Die Internetseiten zeigen Fotos von Häusern und Zimmern, geben Auskunft über Angebote und Möglichkeiten.

Am Ende sollte man Termine vereinbaren und die Häuser, die für einen infrage kommen würden, besuchen und sich zeigen lassen. Einplanen muss man auch, dass es Pflegeplätze nicht wie Sand am Meer gibt.

So ist es ein schier unmögliches Unterfangen heute anzurufen, um für den nächsten Tag einen Platz zu haben. Hier beißt sich nun die Katze in den eigenen Schwanz. Die Entscheidung für ein Heim oder dagegen muss rechtzeitig getroffen werden, um gegebenenfalls den gewünschten Platz zu erhalten. Auch hier zählt leider wieder der Spruch. *Wer nicht kommt zur rechten Zeit, der muss sehen, was überbleibt.*

Favorisiert man eine Einrichtung, heißt das also bereits sehr früh sich anzumelden, ohne zu wissen, wann der Tag X kommen wird. Andernfalls bleibt nur das Warten auf einen Platz, der vielleicht nicht auf der eigenen Liste stand und unter Umständen weiter entfernt ist. Das perfekte Heim, das gute Kritiken und Bewertungen von Behörden hat, muss aber nicht automatisch das Beste für einen selbst sein. So kann das kleine Haus am Wald, welches die engere Auswahl weit verfehlt, am Ende das bessere Gesamtpaket liefern, während das Haus auf Platz 1 der gewünschten Unterbringung zwar mit vielen technischen Highlights aufwartet, mit klinisch reinen Zimmern und viel Glanz, aber am Ende doch nicht das richtige sein. Vorteile in den kleinen Heimen bietet die oft familiäre Atmosphäre.

Anstelle von 120 Bewohnern trifft man hier in der Regel auf rund 30, die sich alle kennen und nicht selten ein sehr freundschaftliches Verhältnis untereinander haben.

Was einem wirklich zusagt, wird egal, welche Entscheidung man trifft, am Ende nur die Zeit zeigen. Wichtiger als das eigene Empfinden sollte vor allem sein, wie sich der Mensch, der dort einzieht, wohlfühlt.

Die Geister der Vergangenheit

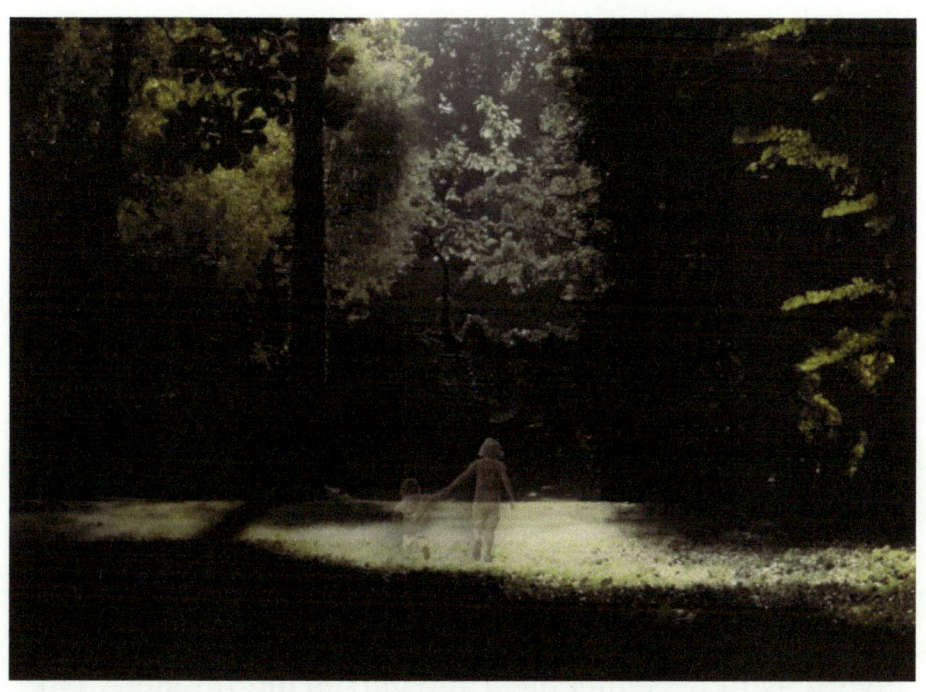

Menschen kreuzen deinen Weg, sie kommen und sie gehen, und dazwischen hinterlassen sie nie verblassende Spuren.

Wenn man in der Pflege arbeitet, begegnen einem viele Menschen, Geschichten und Situationen. Seien es Bewohner, Klienten, Kollegen und Patienten. Ein jeder hat auf seine Art und Weise Spuren hinterlassen.

Wolle – Ein Spitzname für einen Mann, der mich in den ersten Tagen bei meinen ersten Schritten in diesem Beruf begleitet hat. Er war Hausmeister, ein Mann wie ein Baum. Groß, stark und schier unermüdlich. Keine Arbeit war ihm zu nieder, keine Mühe zu groß. Für jeden Menschen, ob Pfleger oder Bewohner, hatte er immer ein offenes Ohr.

Eine Kollegin, die mich lange Zeit begleitet hat, möchte ich auch hier erwähnen. Ihre Laune schier unverwüstlich. Schlechte Tage gab es nie für sie. "Du musst dir immer sagen, dieser Tag wird gut laufen" Mit dieser Einstellung schaffte sie es, egal wie schwierig ein Tag zu werden drohte, ihn in einem guten umzuwandeln. Sie begleitete mich eine lange Zeit und zeigte mir kleine Tipps und Tricks, die ich noch nicht kannte, trotz der langen Zeit, die ich bereits in dem Beruf arbeitete.

Herr Meiner - Ein Mensch, der mir besonders ans Herz gewachsen ist, war einer meiner Bewohner. Er kam zu uns ins Pflegeheim, da er aufgrund seiner Erkrankung an Parkinson nicht mehr allein leben konnte. Wir hatten die ein um andere, im Nachhinein würde ich sagen, aufregende Nacht. Er hatte ein Zimmer bezogen, das nicht weiter weg sein konnte vom Stützpunkt. Es war das letzte hinten im oberen Stockwerk. Während ich meinen Kontrollgang machte, betrat ich das Zimmer und sah einen dunklen Schemen am Boden. Seufzend schaltete ich das Licht ein. Herr Meiner lag am Boden und schaute mich an." Was tun Sie da?" fragte ich ihn. " Da lag ein Papier am Boden, das musste ich doch wegräumen, bevor jemand stürzt!" gab er zu Antwort. Ich musste schmunzeln, er hatte es ja gut gemeint. Ich unterstützte Herrn Meiner beim Aufsetzten und schwitzend schaffte ich es, ihn zurück ins Bett zu legen. "Wenn Sie etwas brauchen, oder ein Blatt am Boden sehen, nutzen sie diesen wunderschönen rotleuchtenden Knopf. Dann komme ich und helfe ihnen." Mit diesen Worten setzte ich meine Runde fort.

Eine gute Stunde später treibt mich ein Gefühl, dass etwas nicht stimmt, wieder in den oberen Stock. Einige Zimmer vor dem Herrn Meiners öffnete ich für einen Blick auf einen unruhigen Bewohner die Zimmertür. Er lag am Boden. Aufgrund seines hohen Körpergewichts war hier die einzige Option, dass ich ihn auf seine Matratze rollte, die ich aus dem Bett holte. Im Hintergrund hörte ich ein quietschendes Geräusch. Nichts Gutes ahnend, ging ich in das Zimmer von Herrn Meiner. Sein Zimmernachbar lag im Bett, das er auf die höchste Stufe gefahren hatte, sodass Fuß- und Kopfteil bis zum Anschlag in die Höhe ragte, und war im Begriff aufzustehen. Seine Inkontinenzhose lag am Boden, das Bett schwamm förmlich. Aus dem Augenwinkel sah ich wie Herr Meiner sich daran machte aufzustehen. Jetzt war guter Rat teuer. "Warten Sie Schwester! Ich komme." rief er mir zu. "Bitte bleiben Sie im Bett, Herr Meiner." Ich schaffte es, den Zimmernachbarn ins Bett, das ich wieder in Normalstellung gebracht hatte, zurückzulegen. Ich brachte Herrn Meiner ins Bett, während die Glocke anfing zu klingeln. Augenrollend fragte ich mich, wie ich mich jetzt am besten zerteilen sollte.

Herr Meiner war geschafft, nun noch das Bett des Nachbarn frisch gemacht, eine frische Inkontinenzhose angezogen und den Herrn zugedeckt, eilte ich zu der Bewohnerin, die geklingelt hatte. "Na! Haben Sie geschlafen? Oder warum dauert das so lange hier!" Wurde ich begrüßt. Nach der Aufklärung, dass ich gerade in einem weiteren Zimmer beschäftigt war, begleitete ich die Dame zur Toilette.

 In Gedanken betete ich, dass nun doch Ruhe einkehren könnte. Herr Meiner schaffte es in seiner Zeit hier im Haus, mich das ein oder andere Mal zum Lachen und zum Verzweifeln zu bringen. Er wurde auf eigenen Wunsch sehr früh morgens gewaschen und angezogen. Damit fertig, begleitete man ihn in den Speisesaal. Kaum angekommen, war er mit seinem Rollstuhl wieder auf dem Weg in sein Zimmer. " Rasieren muss ich mich doch!" rief er mir zu. Mittlerweile hatte ich es aufgegeben, ihm mitzuteilen, dass er dies vor nicht einmal 10 Minuten schon erledigt hatte. Trotz der wachsenden Einschränkungen durch sein Parkinson war er ein außergewöhnlicher Mensch, der sehr viel Eigenständigkeit durch die aktivierende Pflege und das Fördern von Ressourcen wiedererhalten konnte und eine gute Zeit bei uns hatte.

Frau Rosi - Als ich meine Arbeit in diesem Haus begann, war Frau Rosi bereits hier. Sie bewegte sich mit ihrem Rollstuhl in Haus und Garten. Im Kontakt war sie immer sehr freundlich und konnte sich aber auch sehr lautstark bemerkbar machen, wenn ihr etwas nicht gefiel. Frau Rosi war ein Fall für sich. Früher hatte sie auf dem Markt Erträge vom Hof verkauft. Aufgestanden ist sie zu unchristlichen Zeiten. Ein Verhalten, das sie nie abgelegt hat. So hat sie manche Nacht den Wunsch geäußert aufzustehen. Ein Blick auf die Uhr geworfen, stellte sich ein Dilemma dar. 2 Uhr und Frau Rosi möchte nun ihren Kaffee erhalten. Mit dem Hinweis, dass dieser noch nicht fertig ist, war sie nicht zufrieden. Sie rollte mit dem Rollstuhl in Richtung Küche, blieb kurz stehen, sah sich um und … schlief ein. Das Paradoxe war nun, dass ich sie in ihr Bett zurückbrachte, und sie keine Minute später bereits wieder aufstand. Zurück im Rollstuhl schlief sie fast sofort wieder ein. Ich kann Ihnen sagen, Biografisches Arbeiten ist wichtig, kann aber auch sehr anstrengend sein.

Wenn das Herz so groß wie die Liebe ist, sehe ich eine liebe Kollegin und Freundin vor mir. Mein erster Tag mit ihr war ein Schlüsselerlebnis. Sie redete viel. Sehr viel. Doch zeigte sich hierbei ein Wesen, das seinesgleichen sucht. Mit schier unermüdlicher Geduld kümmerte sie sich um die ihr Anvertrauten. Sitzen? Ein Fremdwort. Was sie einmal beginnt, endet nie. Sorgfalt, Genauigkeit und immer ein herzliches Wort parat.

Irgendwann im Leben ist es einmal so weit, dass man weiterziehen muss. Sei es aus privaten Gründen oder weil man sich weiterentwickeln kann. Auch bei mir ist es so weit. Nach vielen Jahren in diesem Haus, habe ich mich entschlossen, dass mein Weg hier endet und an einem neuen Ufer weiterführt. Ich habe hier viel erlebt und überlebt, viel erreicht. Ich verlasse ein sehr starkes Team und Menschen, die ich als Kollegen kennenlernte und die mir in all der Zeit zu Freunden wurden. Ein neuer Wind bringt mich in ein neues Haus. Ich freue mich auf die kommenden Herausforderungen, Kollegen und Erfahrungen.

Es ist so weit

Ein letztes Mal gehe ich in Dienst, ein letztes Mal gehe ich über die Gänge, sehe die kleinen Risse in den alten Fliesen, die kleinen Dellen in den Wänden, die Zeit hat ihre Spuren in der alten Volksschule belassen. Der Feierabend naht. Ich übergebe meinen Dienst und ziehe mich um. Der letzte Moment ist gekommen, ich gehe durch die Tür und werde ein Geist der Vergangenheit.

Der neue Alltag

Ein neuer Start, ein neues Haus, eine neue Anforderung. Die ersten Monate liegen nun hinter mir, und ich habe meinen Platz gefunden.
Der neue Alltag bringt Veränderung.
In ein neues Team zu kommen, birgt neue Möglichkeiten, Chancen. Bleibt die Arbeit in den Grundzügen doch die gleiche, muss man sich trotzdem umstellen.
Die ersten Monate habe ich nun hinter mir, und rückblickend kann ich nur fragen: Warum geht es nicht überall?
Unabhängig von vorhandenen Hilfsmitteln, schaut man hier nicht nur auf die Bewohner. Auch die Mitarbeiter erhalten die Förderungen und Hilfen, die sie brauchen. Sei es ein kurzer Rat, ein aufbauendes Gespräch oder einfach nur eine gemeinsame Kaffeerunde mit den Kollegen. Hier ist man gemeinsam statt einsam. Etwas, was ich nach langer Zeit sehr vermisst habe, ist das Wort:
Selbstbestimmt.

Der Wunsch des Menschen wird respektiert. Wir klären bei ungesunden Verhaltensweisen auf und beraten und bieten natürliche Alternativen, aber das letzte Wort liegt beim Menschen selbst.
Nach einigen Monaten habe ich mich nun auch in diesem Team gefunden und meinen Platz eingenommen, ich bin angekommen. Das Haus hat sein eigenes Flair. Anscheinend hat man sich schon beim Bau einiges gedacht. So gibt es einen herrlichen Innenhof, der zum Verweilen an Blumenbeeten einlädt oder auch Treffpunkt für einen kleinen Plausch ist. Die Zimmer sind so angelegt, dass man sich als orientierungsloses Eichhörnchen, das ich als Neuling bin, nicht verlaufen kann. Am Ende kommt man immer am gleichen Punkt an. Eine Laube an einer anderen Seite des Hauses mit Garten lädt im Sommer zum Kaffee trinken im Schatten ein. Ich verweile
dort gern in meinen Pausen und lasse mir den sanften Wind um die Nase streichen. Am Tag wird hier gern die Animationsrunde hin verlegt. Sei es Sport oder gemeinsames Singen, Platz ist hier genug vorhanden.

Ein Haus, das ich mir vorstellen könnte, auch für mich als Altersresidenz zu wählen. Das Essen ist herzhaft und Wünsche kommen nicht zu kurz. Abwechslung steht am Speiseplan. Im Haus gibt es eine eigene Kapelle und regelmäßige Gottesdienste.

Herz, was willst du mehr.

Nachwort und Anmerkungen

Ich möchte hier noch einmal kurz bei allen bedanken,
welche mich in den letzten Jahren begleitet haben und
es ermöglicht haben, dieses Buch zu ermöglichen.
Seien es meine Kranke Schwester Edith, oder die schier
unermüdliche Michaela, jeder einzelne hat seine Spuren
hinterlassen.

*Alle Fotografien sind von mir angefertigt und benötigen
daher keine Quellenangabe.*